Vitamin B12-Mangel
Die unterschätzte Volkskrankheit

von
Michael Iatroudakis

Bibliografische Informationen der Deutschen Nationalbibliothek: Die Deutsche Nationalbibliothek verzeichnet diese Publikation in der Deutschen Nationalbibliografie; detaillierte bibliografische Daten sind im Internet über dnb.d-nb.de abrufbar.

ISBN-13: 978-1534690097
ISBN-10: 1534690093

Hinweis:

Diese Publikation wurde nach bestem Wissen recherchiert und erstellt. Verlag und Autor können jedoch keinerlei Haftung für Ideen, Konzepte, Empfehlungen und Sachverhalte übernehmen.

Die publizierten Tipps und Ratschläge sind als Hilfen zu verstehen, um jeweils zu eigenen Lösungen zu kommen. Bei offenen Fragen kontaktieren Sie bitte Ihren Hausarzt.

Das Buch ersetzt nicht eine medizinische Behandlung /Therapie oder eine krankheitsbedingte Ernährungstherapie/Beratung. Der Autor und der Verleger können keine absolute Garantie für Ihr persönliches Ergebnis übernehmen. Sie handeln in allen Fällen eigenverantwortlich.

Als Leserin und Leser dieses Buches möchten wir Sie ausdrücklich darauf hinweisen, dass keine Erfolgsgarantien oder Ähnliches gewährleistet werden können. Auch kann keinerlei Verantwortung für jegliche Art von Folgen, die Ihnen oder anderen Lesern im Zusammenhang mit dem Inhalt dieses Buches entstehen, übernommen werden.

Der Leser ist für die aus diesem Buch resultierenden Ideen und Aktionen selbst verantwortlich.

Inhaltsverzeichnis:

Einleitung

Dieses Buch gibt Aufschluss zur Entstehung eines Vitamin B12-Mangels und erläutert die damit verbundenen Folgen für den menschlichen Körper. Es erzählt von seiner zufälligen Entdeckung durch den US-amerikanischen Pathologen George H. Whippie und gibt Aufschluss über die Notwendigkeit einer ausreichend hohen Aufnahme durch die tägliche Nahrung. In natürlicher Form ausschließlich enthalten in tierischen Produkten, zeigt dieses Buch zahlreiche Alternativen für Veganer und Vegetarier auf.

Erfahren Sie, wie Sie Ihren täglichen Vitamin B12-Bedarf decken können und wie Sie Ihren persönlichen Vitamin B12-Status ermitteln. Des Weiteren klären wir zudem die Fragen, was bei einem Vitamin B12-Mangel mit Ihrem Körper passiert und welche Faktoren dafür maßgeblich sind.

Lernen Sie die für einen Vitamin B12-Mangel prädestinierten Symptome frühzeitig zu erkennen, und beugen Sie möglichen Krankheiten, welche aus einem Vitamin B12-Mangel resultieren, durch eine ausgewogene Ernährung mit den richtigen Lebensmitteln vor. Erfahren Sie zudem wichtige Fakten zu Gendefekten oder Krankheiten sowie zu Wechselwirkungen mit Medikamenten, welche die Vitamin B12-Aufnahme im menschlichen Körper, hemmen oder stören können.

Dieses Buch erklärt Ihnen, mit welchen Lebensmitteln Sie Ihren täglichen Bedarf an Vitamin B12 decken können sowie welche medizinischen Therapiemethoden – im Falle eines ausgeprägten Vitamin B12-Mangels – erfolgreich angewandt werden. Auch Nahrungsergänzungsmittel, zur Aufrechterhaltung eines ausreichend hohen Vitamin B12- Spiegels, werden in diesem Buch erläutert und vorgestellt. Insbesondere bei einer vegetarischen oder veganen Ernährungsweise gilt es als unerlässliches Muss Vitamin B12 in Form von Nahrungsergänzungsmitteln zusätzlich zur täglichen Nahrung aufzunehmen.

Lediglich ein ausreichend hoher Vitamin B12-Spiegel im menschlichen Körper, ist ein Garant für die reibungslosen Funktion von Nervenzellen sowie die Neubildung von Zellen. Lernen Sie mit diesem Buch die Wichtigkeit von Vitamin B12 im menschlichen Körper kennen und erfahren Sie mehr zu gängigen Therapiemethoden bei einem Vitamin B12-Mangel. Lernen Sie auf sich und Ihren Körper zu achten und mögliche Symptome eines Vitamin B12-Mangels rechtzeitig zu deuten.

Ich wünsche Ihnen eine Menge Inspiration.

Ihr
Michael Iatroudakis

Die Geschichte von Vitamin B12

Die Geschichte der Entdeckung des Vitamins B12 führt zurück auf den US-amerikanischen Pathologen George H. Whippie. Dieser entdeckte Anfang der 1920er Jahre eher zufällig, dass an perniziöser Anämie leidende Hunde, durch die Fütterung von roher Leber, von der in ihrem Ursprung tödlich verlaufenden Krankheit, vollständig geheilt werden konnten.

Nur wenige Jahre später, im Jahre 1928, gelang dem Chemiker Edwin Cohn die Extrahierung eines Extraktes, welches sich laut damaliger Studien zwischen 50 bis 100-mal so positiv auf den Heilungsprozess einer perniziösen Anämie auswirkte, als die Fütterung eines reinen Rohleberproduktes. Das Extrakt von Edwin Cohn gilt bis heute unter Medizinern und Chemikern als erstes praktikables Vitamin B12-Präparat.

Die Entdeckung des US-amerikanischen Pathologen George H. Whippie bildete die Basis in der weiteren Forschung zur totalsynthetisierten Extraktion von Molekülen. Auf der Suche nach der essentiellen Heilmethode fanden die beiden US-amerikanischen Ärzte George R. Minot und William P. Murphy im Jahre 1926 heraus, dass auch beim Menschen der Antiperniziosa-Faktor (Faktor gegen perniziöse Anämie) Wirkung zeigte.

Um die Wichtigkeit dieser aus der Forschung resultierenden Erkenntnis zu demonstrieren erhielten George R. Minot und William P. Murphy zusammen mit dem US-amerikanischen Pathologen George H. Whippie im Jahr 1934 den Nobelpreis für Medizin.

Dem britischen Forscherteam des Chemikers Ernest Lester Smith und dem US-amerikanischen Forscherteam des Biochemikers Karl A. Folkers gelang es nur wenige Jahre später, im Jahre 1948, völlig unabhängig voneinander, den eigentlichen Wirkstoff des Vitamin B12 in kristalliner Form zu isolieren.

Erst im späteren Verlauf, im Jahre 1955, gelang es der britischen Biochemikerin Dorothy C. Hodgkin, durch die Anfertigung von Datensätzen auf kristallografischer Basis, die Molekülstruktur der Vitamin-B12-Einkristalle aufzuklären. Geehrt wurde sie dafür im Jahre 1964 mit dem Nobelpreis für Chemie.

Die, auf die bis zum damaligen Zeitpunkt, aufbauende Totalsynthese des Vitamins B12 ist den beiden Chemikern Albert Eschenmoser und Robert Woodward zuzuschreiben. Erst im Jahre 1972 gelang den beiden Chemikern in ihrem Labor die Extraktion der totalsynthetisierten Molekülstruktur. Vitamin B12 gilt damit auch heute noch, als eines der größten totalsynthetisierten Moleküle, welche jemals in einem Labor hergestellt wurden.

Vitamin B12 im menschlichen Körper

Obwohl der menschliche Körper – im Vergleich zu anderen Vitaminen – nur geringe Mengen an Vitamin B12 benötigt, gehen von diesem Vitamin mehrere sehr wichtige Funktionen im Körper aus. Vitamin B12 fördert zudem die Aufnahme von Folsäure in den Zellen.

Als wichtiger Bestandteil des Eisenstoffwechsels und zuständig für die Bildung von roten Blutkörperchen, ist Vitamin B12 auch maßgeblich beteiligt an der reibungslosen Funktion des Nervensystems. Es ist maßgeblich an der Regulierung der Zellteilung beteiligt und ist ebenso für das Wachstum der Zellen verantwortlich. Auch zur Bildung und Erneuerung der Erbsubstanzen, RNA und DNA, ist Vitamin B12 mitverantwortlich.

Das Herz-Kreislaufsystem wird zudem essentiell durch das wertvolle Vitamin geschützt, denn Vitamin B12 wandelt die gefährliche Aminosäure Homocystein in, die vom Körper benötigte Aminosäure, Methionin um. Besteht ein Mangel an Vitamin B12 hat dies einen zu hohen Homocystein-Spiegel zur Folge. Dieser wird mit Arteriosklerose (Arterienverkalkung) in Verbindung gebracht. Nach heutigem Erkenntnisstand beugt die zusätzliche Einnahme von Vitamin B12 allerdings nicht den zahlreichen Herz-Kreislauf-Erkrankungen vor.

Vitamin B12 verlagert sich im menschlichen Körper über die Galle und deren Sekret, die Gallensäure, durch den Magen direkt in den Dünndarm. Das wasserlösliche Vitamin B12 wird im letzten Abschnitt des Dünndarms, über die Darmzotten, an das Blut und somit direkt an den menschlichen Körper abgegeben. Das Transporteiweiß Glykoprotein, welches auch als Intrinsic-Faktor bezeichnet wird, ist maßgeblich an diesem Prozess beteiligt.

Das Vitamin B12 wird durch den Intrinsic-Faktor komplex gebunden und dadurch vor den Verdauungsenzymen des Dünndarms geschützt. Die Darmzotten können das Vitamin in sich aufnehmen und durch die Darmschleimhaut ins Blut transportieren. Ist der Intrinsic-Faktor in seiner Funktion gestört kommt es zu Mangelerscheinungen, da das Vitamin B12 nicht mehr in ausreichender Menge aufgenommen und gespeichert werden kann.

Fleisch, Eier und Milch sowie Fisch zählen zu den tierischen Produkten und sind Hauptquelle für das essentielle Vitamin B12 bekannt. In pflanzlichen Produkten ist Vitamin B12 kaum bis gar nicht zu finden. Die meisten Menschen decken Ihren Vitamin B12-Bedarf aus der täglichen Nahrungsaufnahme. Eine rein vegetarische Ernährungsweise, welche durch vegane Züge und dem damit verbundenen Verzicht auf Eier und Milch einhergeht, führt, wie der fehlende Intrinsic-Faktor, zu einem Mangel des essentiellen Vitamins B12. Ovo-Lacto-Vegetarier und Lacto-Vegetarier hingegen, haben keine Unterversorgung von Vitamin B12 zu befürchten.

Vitamin B12 wird von der menschlichen Leber gespeichert. Die menschliche Leber ist in der Lage ein so großes Depot anzulegen, dass der Bedarf an Vitamin B12 für circa 3 Jahre gedeckt ist. Wird dieser Speicher nicht dauerhaft und in ausreichender Menge aufgefüllt, da nicht ausreichend viel Vitamin B12 mit der Nahrung aufgenommen wird, können sich die typischen Mangelerscheinungen erst nach vielen Jahren einstellen. Neben der fehlenden Aufnahme durch tierische Produkte können verschiedene Krankheiten oder die regelmäßig Einnahme von Medikamenten ebenso ursächlich für einen Mangel an Vitamin B12 sein.

Der persönliche Vitamin B12-Bedarf

Der persönliche Bedarf an Vitamin B12 ist – im Vergleich zu anderen Vitaminen – relativ gering. Bei einem Erwachsenen wird der tägliche Bedarf an Vitamin B12 mit etwa 3 Mikrogramm angegeben (laut DGE). Bei Schwangeren und stillenden Müttern ist der tägliche Bedarf an Vitamin B12 erhöht. Er ist mit 3,5 bis 4 Mikrogramm täglich angegeben. Insgesamt 4.000 Mikrogramm des essentiellen Vitamins B12 werden überwiegend von der Leber im menschlichen Körper gespeichert. Auch einige Muskeln im menschlichen Körper speichern Vitamin B12. Bei einer Vitamin B12 losen Ernährung oder dauerhaften Unterernährung bedient sich der Körper zuerst an den eigelagerten Reserven.

In den europäischen Ländern wird in der Regel ausreichend Vitamin B12 mit der täglichen Nahrung aufgenommen. Um den durchschnittlichen Tagesbedarf an Vitamin B12 zu decken empfehlen sich folgende Lebensmittel:

Vitamin B12 (µg/100 g):

- Rinderleber: 65,0
- Leberwurst:13,5
- Rindfleisch: 5,0
- Thunfisch:4,3
- Rotbarsch: 3,8

- Camembert (30 % Fett i. Tr.): 3,1
- Emmentaler (45 % Fett i. Tr.): 3,0
- Lachs:2,9
- Frischkäse, körnig: 2,0
- Hühnerei: 1,9
- Brie (50 % Fett i. Tr.): 1,7
- Hackfleisch: 1,5
- Joghurt (3,5 % Fett i. Tr.): 0,4
- Kuhmilch (3,5 % Fett i. Tr.): 0,4

(Quelle: Elmadfa I, Aign W, Muskat E, Fritzsche D (2007): Die große GU Nährwert Kalorien Tabelle. Neuausgabe 2006/07. Gräfe und Unzer, München)

Unterschiedliche Studien haben gezeigt, dass Vitamin B12 besser aus Käse und Fisch aufgenommen wird, als aus Fleisch und Eiern. Zum einen ist das Vitamin B12 sehr hitzeempfindlich, so dass durch das Kochen /Braten große Mengen des Vitamins verloren gehen. Zum anderen bindet Vitamin B12 sich in Nahrung an Proteine (je leichter diese verdaulich sind), desto besser wird auch das Vitamin B12 aufgenommen.

Vitamin B12 zu niedrig dosiert?

Wie bereits erwähnt empfiehlt die DGE (Deutsche Gesellschaft für Ernährung) den Vitamin-B12-Tagesbedarf für gesunde Menschen von 3 µg. Neue wissenschaftliche Studien konnten dies jedoch nicht bestätigen und zeigen bei gesunden Menschen einen

Bedarf von etwa 4-10 µg und mehr, verteilt auf mehrere Dosen. Doch schon bei leichten gesundheitlichen Problemen kann diese Vitamin B12-Dosierung den persönlichen und individuellen Bedarf möglicherweise nicht decken, geschweige denn, die B12-Körperspeicher ausreichend füllen. Hier sind eine mittlere Dosierung (100-250 µg) oder erhöhte Dosierung (300-1000 µg) die bessere Wahl.

Auch viele Experten zweifeln daran, ob eine niedrige Dosierung von Vitamin B12 wirklich für den Durchschnitt der Bevölkerung ausreicht. Gerade bei älteren Menschen ist beispielsweise nachgewiesen, dass erst ab 300 µg eine nennenswerte Verbesserung der Werte eintritt und eine signifikante Auswirkung auf die Gesundheit ausgeübt wird.

In diesem Abschnitt ging es überwiegend um die orale Zugabe von Vitamin B12 in Form eines Nahrungsergänzungsmittelpräparates. **Mehr dazu in einem späteren Kapitel.**

Überdosierung von Vitamin B12 möglich?

Eine mögliche Überdosierung von Vitamin B12 und/oder daraus resultierende Nebenwirkungen sind bisher nicht bekannt. Überschüssiges Vitamin B12 wird vom Körper auf natürliche Art und Weise über die Nieren abgebaut und über die Harnwege ausgeschieden. Lediglich bei einer hochdosierten, intravenös verabreichten, Gabe des Vitamins B12 durch einen kontrollierenden Arzt, konnten in wenigen Fällen allergische Reaktionen festgestellt werden.

Die Ermittlung des persönlichen Vitamin B12-Status

Der persönliche Vitamin B12-Status lässt sich über einen entsprechenden Test in Erfahrung bringen. Insbesondere für Menschen, bei welchen der Körper typische Symptome eines Vitamin B12-Mangels aufweist oder Menschen, welche ein erhöhtes Risiko für einen Vitamin B12-Mangel aufweisen, ist die Durchführung eines Vitamin B12-Status Tests ratsam. Während sich die Durchführung des eigentlichen Tests relativ einfach gestalten lässt, ist die Aussagekraft des Testergebnisses nicht ganz so einfach zu deuten.

Der Mangel an Vitamin B12 ist ein schleichender Prozess und verläuft in mehreren Stadien. Nicht jeder Test liefert in jedem Mangel-Stadium verlässliche Ergebnisse. In der ersten Phase eines Mangels an Vitamin B12 beginnt sich der Speicher im Körper zu entleeren. Da das Speichervolumen in der Leber auf bis zu 3 Jahre ausgelegt ist, verläuft dieser Prozess schleichend und zumeist unbemerkt. In der zweiten Phase ist der Vitamin B12-Speicher bereits auf ein kritisches Minimum geschrumpft, die Symptome zeigen sich hier bereits deutlich. Die dritte und letzte Phase beschreibt den klinischen und ausgeprägten Mangel. Dieser geht nicht selten mit typischen Krankheiten einher.

Aufgrund der fehlenden eindeutigen Definition für einen Vitamin B12-Mangel, gibt es derzeit keinen allgemeinen Standard-Test. Als verlässlich zur Ermittlung des persönlichen Vitamin B12-Status zählen: Der Holo-TC-Test sowie der MMA-Urintest. Eindeutig Auskunft über den persönlichen Vitamin B12 Status gibt allerdings keins der beiden Testverfahren. Gute Ergebnisse wurden in zahlreichen Studien auch mittels des Atem-Tests erzielt, allerdings gilt dieser als noch nicht zugelassen.

Der Serumtest gibt Aufschluss über den gesamten Vitamin B12-Status im Blut. Seine Aussagekraft wird als gering bewertet, denn nur ein starker Mangel an Vitamin B12 wird durch den Serumtest erkennbar. Die hohen Werte haben kaum Aussagekraft, denn der Serumtest bewertet auch nicht verfügbares Vitamin B12 sowie Vitamin B12-änliche Substanzen. Auch der Status des inaktiven Vitamins B12 kann durch den Serumtest ermittelt werden.

Der sogenannte Homocystein-Test hingegen bewertet den persönlichen Homocystein-Spiegel im Blut. Seine Aussagekraft ist als durchschnittlich zu bewerten, da zahlreiche weitere Faktoren die Ergebnisse unter Umständen verfälschen.

Der Holo-TC Test hingegen zählt als aussagekräftig. Er weist allerdings einen enorm hohen Toleranzbereich auf, welcher die Ergebnisse unter Umständen verfälscht. Der Holo-TC Test gilt als der genauste Test unter allen Testarten. Er gilt als frühster Marker einer beginnenden Unterversorgung und misst ausschließlich das aktive Vitamin B12, welches sich im Körper befindet.

MMA-Urintest misst den Methylmalonsäure-Spiegel im Urin. Seine Aussagekraft gilt als hoch, denn nur wenige weitere Faktoren haben Einfluss auf die Werte. Der MMA-Urintest wird als einfachster Test beschrieben. Er beschreibt den tatsächlich bestehenden zellulären Mangel. Der Holo-TC Test und der MMA-Urintest können derzeit durch entsprechende Test-Kits direkt von Zuhause durchgeführt werden.

Für den Fall, dass eine Injektions-Vitamin-B12-Kur verabreicht wurde, empfiehlt sich eine Wartezeit von bis zu 14 Tagen. Ansonsten kann das Testergebnis durch das eingenommene Präparat verzerrt werden. Insbesondere direkt nach einer Injektion, ist ein Bluttest nicht empfehlenswert. Es wird lediglich das Vitamin B12 errechnet, welche dank der Injektion im Körper zirkuliert. Bei Gabe einer permanenten Einzeldosis kann jedoch die Kontrolle während der laufenden Einnahme über den Bluttest erfolgen.

Der Verdacht auf einen Vitamin B12-Mangel wird derzeit zumeist mittels des Serumtests bestätigt, welcher mit einem B12-Spiegel unter 200pg/mol definiert ist. Über die tatsächliche Versorgung einzelner

Zellen, sagt dieser Wert allerdings Nichts aus, denn nicht das gesamte im Blut gelöste Vitamin B12 ist für den Körper verwertbar. Forscher der University of Florida haben zudem einen Vitamin B12-Atemtest entwickelt. Dieser bestimmt den Vitamin B12-Spiegel über den vorhandenen CO^2 Gehalt der Atemluft, denn Vitamin B12 spielt eine wesentliche Rolle innerhalb der Verstoffwechselung von Natriumpropionat zu CO^2. Der Vitamin B12-Status lässt sich mittels des Atemtest durch die Verabreichung von Natriumpropionat sowie die anschließende Messung des ausgeatmeten CO^2s ermitteln. Der im Natriumpropionat enthaltene Kohlenstoff wird durch ein Kohlenstoff-Isotop markiert. Das natürlich ausgeatmete CO^2 kann auf diese Art und Weise vom CO^2 des Natriumpropionat unterschiedenen werden.

Der Atem-Test ist aktuell noch in der Testphase. Er hat sich bisher jedoch als sehr verlässlich erwiesen. Zukünftig kann diese Methode zur Ermittlung des vorhandenen Vitamin B12-Status eine gute Alternative zu den bisherigen Bluttests und Urintest darstellen.

Aktuell kann der Serum-Test und der Homocystein-Test ausschließlich durch die Entnahme von Blut durch den Hausarzt vorgenommen werden. Dazu ist es wichtig, nüchtern zu sein. Der Holo-Test und der MMA-Urin-Test hingegen lassen sich von Zuhause durchführen. Die Tests können in diversen Labors im

Internet bestellt werden. Blut- oder Urinproben müssen dazu an das entsprechende Labor gesandt werden. Das Testergebnis wird im Anschluss per Post oder eMail übermittelt.

Wer den Verdacht hegt an Vitamin B12-Mangel zu leiden, kann mittels der angebotenen Selbsttests eine Voruntersuchung durchführen.Sollte das Testergebnis positiv ausfallen, empfiehlt sich die Rücksprache mit dem Hausarzt. Auf diese Art und Weise kann die Ursache geklärt werden und eine Therapie begonnen werden.

Wird der Mangel an Vitamin B12 nachgewiesen und geht dieser mit einer Aufnahmestörung einher, erfolgt die Suche nach der Ursache um diese langfristig abzustellen. Die Suche nach der Ursache eines Vitamin B12-Mangels ist mit weiteren Tests verbunden.

Mittels des sogenannten Schilling-Tests kann die mangelnde Produktion des Intrinsic-Faktors ermittelt werden. Mittels Stuhl- oder Blutuntersuchung sowie einer Magen- oder Darmspiegelung kann eine Reizung oder Entzündung der Magen- oder Darmschleimhaut ermittelt werden. Mittels einer Magenspiegelung, Blutuntersuchung, Urease Test oder eines 13C-Harnstoff-Atemtests kann eine vorhandene Gastritis ermittelt werden. Spricht man von einer Gastritis, ist die chronische Entzündung des Magens gemeint. Per Ultraschall, Darmspiegelung oder Blutuntersuchung lässt sich auch eine chronische Entzündung des Darms (Morbus Crohn) nachweisen.

Auch die regelmäßige Aufnahme von Medikamenten kann für einen Vitamin B12-Mangel ursächlich sein. Diesbezüglich sollte Rücksprache mit einem Arzt erfolgen. Ein Gentest kann weitere Krankheiten als Ursache für einen Vitamin B12-Mangel offenlegen.

Was passiert eigentlich bei einem Vitamin B12-Mangel?

Nimmt der Körper über einen längeren Zeitraum keinerlei oder zu wenig Vitamin B12 auf, kann dies langfristig zu einem Vitamin B12-Mangel führen. Vitamin B12 wird von der Leber gespeichert und ist in der Lage den Bedarf für circa 3 Jahre zu decken.

Der Mangel an Vitamin B12 zeigt sich durch folgende Symptome:

- Müdigkeit und Blässe, welche durch Blutarmut (Anämie) bedingt sind
- brennen der Zunge
- auffällig glatte, rote Zunge
- häufige und schwer abheilende Verletzung der Schleimhäute
- Gangunsicherheit durch Schädigung des Nervensystems
- kribbeln in den Händen und Füßen
- Lähmungserscheinungen
- Verwirrung und Gedächtnislücken
- Depressionen
- Erkrankungen des Magens
- Erkrankungen des Darms
- Erkrankungen der Bauchspeicheldrüse

Insbesondere bei älteren Menschen äußert sich der Mangel des Vitamin B12 durch eine Erkrankung der Magenschleimhautwand. Nicht selten weist diese Erkrankung bereits einen chronischen Verlauf auf.

Um einen Vitamin B12-Mangel auszugleichen empfiehlt sich eine Therapie, welche den Vitamin B12-Speicher wieder auffüllt. Die Blutbildung normalisiert sich und weitere Schäden an Nerven oder Organen werden verhindert, denn diese gehen von einem Vitamin B12-Mangel aus. Auch die Neubildung der Erbsubstanzen, DNA und RNA, ist bei einem Mangel an Vitamin B12 nachhaltig gehemmt.

Die verschiedenen Faktoren bei der Entstehung von Vitamin B12- Mangel

Als ursächlich für einen Vitamin B12-Mangel gelten verschiedene Faktoren.

1. Die ungenügende Aufnahme von Vitamin B12

Die ungenügende Aufnahme von Vitamin B12 gilt in Industrieländer als äußerst selten. Häufig tritt Vitamin B12-Mangel resultierend aus einer ungenügenden Aufnahme ausschließlich bei Vegetariern und Veganern auf. Auch bei Alkoholismus sowie bei einer Fehl- oder Unterernährung kann der Mangel an Vitamin B12 eine Folge sein. Dies ist häufig bei älteren Menschen der Fall.

2. Die reduzierte Aufnahme von Vitamin B12

Die reduzierte Aufnahme von Vitamin B12 resultiert zumeist aus einer reduzierten Absorption. Vitamin B12 wird in diesem Fall zwar in einer ausreichenden Menge mit der Nahrung aufgenommen, kann allerdings nicht vom Organismus aufgenommen werden. Häufig ist dies der Fall, wenn der Intrinsic-Faktor fehlt, denn dieser wird zur Aufnahme benötigt. Gebildet wird der Intrinsic-Faktor in den Belegzellen der Magenschleimhaut. Die Bildung kann beispielsweise durch eine perniziöse Anämie, einer

chirurgischen Entfernung des Magens, einer Magen-
OP, einer Helicobacter pylori Infektion sowie einer
Erkrankung der Magenschleimhaut gestört sein.

Die Säure, für welche der Intrinsic-Faktor zuständig
ist, ist zur Freisetzung des Vitamin B12 aus der
Nahrung notwendig. Wird die Säure nicht
ausreichend im Magen gebildet oder ist durch die
Einnahme von H2-Antihistaminika Medikamenten
oder Protonenpumpen-Inhibitoren gestört, kann das
Vitamin B12 ebenfalls nicht in ausreichender Menge
aufgenommen und gespeichert werden.

Die Inhalation von Lachgas (Distickstoffmonoxid)
oder Metformin können ebenso als Ursache eines
möglichen Vitamin B12-Mangels benannt werden.

Im letzten Abschnitt des Dünndarms absorbiert, lässt
sich der Mangel an Vitamin B12 häufig auch auf eine
entzündliche Darmerkrankung zurückführen. Morbus
Crohn sowie Zöliakie sind prädestiniert dafür, einen
Mangel von Vitamin B12 zur Folge zu haben. Auch
eine chirurgische Entfernung des Darms kann dazu
führen, dass die ausreichende Aufnahme von Vitamin
B12 durch den menschlichen Körper gestört und somit unmöglich ist.

Die Infektion mit Parasiten wie beispielsweise dem
Fischbandwurm oder eine Infektion durch Bakterien
führt ebenso dazu, dass das wichtige Vitamin B12

nicht ausreichend im Körper vorhanden ist. Bakterien und Parasiten benötigen Vitamin B12 für ihre eigenen Stoffwechselprozesse, so dass dem menschlichen Körper nicht ausreichend Vitamin B12 zur Verfügung steht.

3. Der erhöhte Bedarf an Vitamin B12

Ein erhöhter Bedarf an Vitamin B12 wird beispielsweise während einer Schwangerschaft benötigt. Auch stillende Mütter zählen zu dem Personenkreis mit einem erhöhten Bedarf an Vitamin B12. Zudem führen bestimmte Erkrankungen oder die regelmäßige Einnahme von Medikamenten zu einem erhöhten Bedarf an Vitamin B12.

4. Erbkrankheiten

Geerbte Gendefekte, welche die Proteinstruktur im Körper betreffen und zur Absorption benötigt werden, können in einzelnen Fällen ebenso für einen Mangel an Vitamin B12 ursächlich sein.

5. Weitere Risikofaktoren

Zu den weiteren Risikofaktoren zur Entwicklung eines Vitamin B12-Mangels zählt in erster Linie eine vegane/vegetarische Ernährung. Auch Alkoholismus, Magen- und Darmerkrankungen, bestimmte Autoimmunerkrankungen, die Unterfunktion des Pankreas sowie die langjährige Einnahme von Säureblockern oder Metformin gelten als ursächlich für einen Mangel an Vitamin B12.

Ein hohes Alter einhergehend mit einer Fehl- oder Mangelernährung zählen zudem als Hauptrisikofaktor für einen ausgeprägten Vitamin B12-Mangel.

6. Vitamin B12-Mangel – Symptome

Der Mangel an Vitamin B12 äußert sich in neurologischen, psychiatrischen und hämatologischen Symptomen.

Die möglichen Symptome eines Vitamin B12-Mangels werden wie folgt beschrieben:

- Blutarmut (megaloblastäre Anämie)
- Blässe
- Schwäche
- Müdigkeit
- Darmschäden
- Durchfall
- fortschreitende Demyelinisierung (Schädigung d. Zentralnervensystems) von Nervenbahnen
- Appetitlosigkeit
- Entzündungen der Zunge
- Entzündungen der Mundschleimhaut

- gerissene Mundwinkel
- Reizbarkeit
- depressive Verstimmungen/ Depressionen
- Gedächtnisstörungen
- Demenz
- Psychosen
- Konzentrationsschwäche
- Neuropathie
- neurologische Ausfallerscheinungen mit nach-folgenden Parästhesien
- Muskelschwäche und Muskelparesen
- Gangstörungen

Vitamin B12-Mangel-Erkrankungen

Der Mangel an Vitamin B12 ist weniger selten als von der Allgemeinheit angenommen. Auch beschränkt sich der Mangel an Vitamin B12 nicht ausschließlich auf Menschen im hohen Alter. Der Mangel an Vitamin B12 wird mit ungefär 5 bis 10 Prozent der Gesamtbevölkerung angegeben. Zur Risikogruppe zählen überwiegend Personen über 60 Jahre, chronisch kranke Menschen sowie Schwangere, stillende Mütter und auch Säuglinge.

Die Beschwerden und Erkrankungen im Alter werden häufig mit einer verminderten Resorption (Aufnahme) in Verbindung gebracht. Hauptsächlich durch neurologische und / oder neuropsychiatrischen Beschwerden fällt der Mangel an Vitamin B12 auf. Diese Alters-gruppe betreffend empfiehlt es sich bei Beschwerden, welche auf Demenz oder Depressionen hinweisen, an einen Mangel von Vitamin B12 als Ursache zu denken.

Auch bei jüngeren Patienten mit neurologischen Symptomen, bei welchen die Ätiologie ungeklärt bleibt oder keinerlei aussagekräftige Ergebnisse liefert, sollte daran gedacht werden, einen Vitamin B12-Mangel als Ursache auszuschließen. Nicht selten sind in diesen Fällen die Beschwerden von Betroffenen schon so stark, dass diese bereits mit objektiven Messmethoden festgestellt werden können. Häufig machen sich die Beschwerden eines Vitamin B12-Mangels auch durch ausgeprägte psychiatrische Krankheitsbilder bemerkbar.

Die Anämie (Blutarmut) zählt zu den häufigsten Erkrankungen, welche mit einem Mangel an Vitamin B12 einhergehen. Im späteren Stadium einer Anämie kann es sogar zu einer Vitamin B12- Mangelanämie kommen.

Nervenleiden sowie eine periphere Neuropathie, welche aus einem Vitamin B12-Mangel resultieren treten bereits vor einer Anämie in Erscheinung. Als Störung der Tiefensensibilität und des Vibrationsempfindens sowie als schmerzhafte Parästhesie bis hin zu motorischen Ausfällen und sogar Lähmungserscheinungen kann sich der Mangel an Vitamin B12 manifestieren.

Zuständig für die Zellerneuerung kann ein Mangel an Vitamin B12 auch zu stark proliferierendem Gewebe führen. Haut und Schleimhäute sind in diesem Fall betroffen. Die schwere Zerstörung von Zellen hat zudem die Veränderung von Schleimhäuten – neurologisch und gastrointestinal – zur Folge.

Zu den allgemeinen Beschwerden zählen:

- Gedächtnisschwäche
- Müdigkeit

- Konzentrationsstörungen
- Depressionen
- Bluthochdruck
- Kopfschmerzen
- Migräne
- Nahrungsmittelunverträglichkeit
- Allergien
- Parästhesien
- Rückenschmerzen
- Muskelschwäche
- Inappetenz
- Burning-Mouth-Syndrom (Kribbeln o. Brennen an Zunge o. Mund)
- Aphthen
- Glossitis

Bei Säuglingen machen sich Beschwerden in Form von übermäßigen Schreien breit. Insbesondere bei Säuglingen können schwere und zum Teil irreversible Entwicklungsstörungen die Folge sein.

Bleibt der Mangel an Vitamin B12 im menschlichen Körper gänzlich unbehandelt wird in diesem Zusammenhang auch vor einem erhöhten Risiko für Herz- und Kreislauferkrankungen sowie Krebs gewarnt.

Vitamin B12-Mangel-Veganer und Vegetarier

Der Mangel an Vitamin B12 ist immer häufiger bei Vegetariern und Veganern festzustellen, denn tierische Produkte zählen zu den Hauptquellen für Vitamin B12. Kaum zu finden in pflanzlichen Produkten, decken die meisten Veganer und Vegetarier den benötigten Bedarf an Vitamin B12 nicht ausreichend über ihre tägliche Nahrungsaufnahme ab.

Lediglich in nachträglich industriell aufgearbeiteten pflanzlichen Lebensmitteln sind Spuren von Vitamin B12 zu finden. Prädestiniert sind hier Sauerkraut oder Algen sowie Knollen- und Wurzelgemüse. Die in diesen Lebensmitteln enthaltenen Spuren von natürlichem Vitamin B12 sind allerdings so gering, dass sie nicht dauerhaft zur Aufrechterhaltung des benötigten Vitamin B12-Spiegels führen können.

Durch den Verzicht von Fleisch &Fisch können Vegetarier, welche täglich Eier, Milch und Milchprodukte zu sich nehmen, dennoch einen ausreichend hohen Vitamin B12-Spiegel im menschlichen Körper halten. Lediglich die rein vegane Ernährungsweise, welche durch den Verzicht von Fleisch, Käse, Milch und Eiern geprägt ist, kann zur Unterversorgung und dem damit verbundenen Mangel an Vitamin B12 führen.

Ernähren sich Vegetarier und Veganer über einen längeren Zeitraum Vitamin B12-los, bedient sich der menschliche Körper an den in der Leber oder vereinzelten Muskelgruppen eingelagerten Reserven.

Vitamin B12 in der Nahrung

Vitamin B12 in der Nahrung kann lediglich von bestimmten Mikroorganismen gebildet werden. Nennenswerte Mengenvorkommen an natürlichem Vitamin B12 sind ausschließlich in tierischen Lebensmitteln enthalten. Das Vitamin wird von Tieren durch den Verzehr von Vitamin B12 haltigen Mikroorganismen oder durch den Verzehr von Fleisch aufgenommen. Rinder oder beispielsweise Schafe sind in der Lage sich selbst mit Vitamin B12 zu versorgen, denn die Darmbakterien dieser Tiere leisten einen wichtigen Beitrag zur Vit-amin B12-Versorgung und Bildung.

Zu den Lebensmitteln mit einem hohen Gehalt an Vitamin B12 zählen tierische Produkte wie beispielsweise Leber, Nieren, Gehirn, Fleisch, Geflügel, Fisch, Eier sowie Milch und Milchprodukte. Insbesondere Leber, Nieren und Gehirn zählen zu den ergiebigsten Quellen an Vitamin B12.

Etwa 100g Kalbsleber enthalten **60 Mikrogramm** Vitamin B12, gefolgt von Schweineleber mit **39 Mikrogramm** Vitamin B12 pro 100g. Rindernieren weisen einen Vitamin B12-Gehalt von **33,4 Mikrogramm** pro 100g auf, während Rinderfilet lediglich einen Gehalt von **3 Mikrogramm** pro 100g und Schweinefilet lediglich **2 Mikrogramm** Vitamin B12 pro 100g aufweist.

Auch Fisch liefert natürliches Vitamin B12. Allen voran weist Hering einen Vitamin B12-Gehalt von **8,5 Mikrogramm** pro 100g auf, gefolgt von Seelachs (Steinköhler) mit einem Vitamin B12-Gehalt von **3,5 Mikrogramm** pro 100g.

Hühnereier und Camembert Käse weisen einen Vitamin B12-Gehalt von **2 Mikrogramm** pro 100g auf, während Milch lediglich **0,3 Mikrogramm** pro 100ml aufweist.

Pflanzliche Lebensmittel enthalten kein Vitamin B12. Lediglich pflanzliche Lebensmittel, welche in ihrem Herstellungsprozess einer bakteriellen Gärung unterworfen wurden, weisen Spuren von Vitamin B12 auf. Dazu zählt zum Beispiel: "**Sauerkraut**".

Die täglich empfohlene Vitamin B12-Dosis kann allerdings nicht in ausreichender Menge gewährleistet werden. Auch der Verzehr von Algen (Seegras) und Knollengemüse sowie Wurzelgemüse (Karotten, Rettich usw.), welche für ihre Symbiose mit Knöllchenbakterien bekannt sind, können den empfohlenen Tagesbedarf an Vit-amin B12 nicht in ausreichender Form gewährleisten.

Vitamin B12-Mangel-Therapien

Ist die Diagnose auf einen Vitamin B12-Mangel gestellt, erfolgt die Therapie medikamentös. Vitamin B12 wird in der Regel oral als Tablette verabreicht. Ebenso häufig erfolgt die Therapie durch die mehrmalige jährliche intramuskuläre Injektion hochdosierten Vitamins B12. Um eine dauerhafte Injektion zu vermeiden kann die orale Dosis um das 1000-fache erhöht werden. Milligramm statt Mikrogramm werden in diesem Fall oral verabreicht.

Bei der Behandlung einer Anämie kann ein Mangel an Kalium, Eisen und Folsäure entstehen, da diese Mineralien an der Bildung der roten Blutkörperchen beteiligt sind. Es empfiehlt sich in diesem Fall das Vitamin B12 zusammen mit Folsäure-, Kalium- und Eisenpräparaten zu verabreichen. Die orale Verabreichung von Vitamin B12 zu Therapiezwecken wird immer dann gewählt, wenn der Mangel auf einer ungenügenden Zufuhr basiert. Der Dosierungsbereich liegt in diesem Fall tief.

Die intramuskulöse Verabreichung durch Injektion erfolgt in unterschiedlichen Dosierungsintervallen. Nicht selten gehen mit der intramuskulösen Verabreichung ein erhöhter Eisen-, Folsäure- und Kaliummangel einher. Auch Akne und andere Hautveränderungen sowie schwere allergische Reaktionen kann eine intramuskulöse Verabreichung von Vitamin

B12 zur Folge haben. Neben der Substitution sollten auch die Forschung nach der Ursache sowie die Behandlung der Ursache eines bestehenden Mangels erfolgen.

Vitamin B12 / Nahrungsergänzungsmittel

Auch wenn die natürlichen Alternativen zum B12-Mangel ebenfalls umfänglich sind, so sorgt ein zuverlässiges, wie auch ein übersichtliches Sortiment an Nahrungsergänzungspräparaten für die ausgewogene Versorgung mit Vitamin B12. Bei einem Vergleich der angebotenen Präparate und B12-Supplementen (Ergänzungen) gilt es auf unterschiedliche Aspekte zu achten: **Wirkstoff, Dosierung, Darreichungsform** und die genaue **Zusammensetzung** des Präparats.

Der Wirkstoff

B12 kann durch das Nahrungsergänzungsmittel in unterschiedlichen Formen angeboten werden. Die Form des Wirkstoffes entscheidet über die Verträglichkeit des Selbigen für den menschlichen Körper. B12 kann in den Formen Methylcobalamin, Hydroxocobalamin, Adenosylcobalamin und Cyanocobalamin konsumiert werden. Die beiden erst Genannten sind die natürlichsten Formen und die für den Menschen am besten verträglichen.

Die Dosierung

Die optimale / individuelle Dosierung des Vitamin B12-Nahrungsergänzungsmittels ist abhängig von zahlreichen Faktoren. Die Dosierungsspanne reicht von **10 bis 1000 µg** und ist zum einen abhängig vom jeweiligen Präparat, zum anderen von Alter und Geschlecht der Person ebenso wie von ihren Mangelerscheinungen.

Grundsätzlich wird ein Vielfaches **(siehe Abschnitt: Dosierungsprofil)** an dem eingenommen, was die empfohlene Tagesdosis ist. Dabei ist zu beachten, dass die empfohlene Tagesdosis der Deutschen Gesellschaft für Ernährung, den Bedarf von gesunden Menschen beschreibt. Sie berücksichtigt nicht den erhöhten Bedarf durch **Stress, Krankheit, unausgewogene Ernährung, Rauchen, Alkohol, Magen-Darmproblemen, Medikamentenkonsum** usw. Die Empfehlung der DGE sollte daher eher als Richtwert verstanden werden, welcher im Idealfall ausreichen kann, einen Vitamin B12-Mangel vorzubeugen.

Die Darreichungsform

So vielfältig die Präparate, so vielfältig auch die Darreichungsform. Vitamin B12 als Nahrungsergänzung kann als Kapsel, Tablette, Tropfen, Sirup und sogar selbst als Zahnpaste eingenommen werden. Die Wirkung ist dabei meistens die gleiche. Unterschiede liegen in der Konzentration.

Die Zusammensetzung

Vitamin B12 ist als reines Präparat ebenso erhältlich

wie als Vitamin-Komplex und Multivitaminkomplex. Einige der Präparate sind außerdem noch mit Süßungsmitteln oder anderen (chemischen) Farb- und Geschmacksstoffen versetzt. Es wird zu reinen Produkten geraten.

Dosierungsprofil (Empfehlung)

Niedrige Dosierung:

Zweck: Deckt bei guter Gesundheit allein etwa den halben Tagesbedarf.

Profil:

- Sehr gute Gesundheit
- Weitere B12-Quellen in der Nahrung
- Kaum Stress
- Keine Mangel-Symptome

Empfohlene tägliche Dosierung: **10 µg**

***

Mittlere Dosierung:

Zweck: Deckt bei guter Gesundheit allein den gesamten Tagesbedarf.

Profil:

- Vegane Ernährung
- Vegetarische Ernährung mit wenig B12-Quellen
- Schwangerschaft
- Leicht erhöhter Bedarf durch Stressphasen oder Infekte
- Keine Mangel-Symptome

Empfohlene tägliche Dosierung: **250 µg**

***

Erhöhte Dosierung:

Zweck: Deckt den Tagesbedarf auch bei diversen Aufnahmestörungen.

Profil:

- Magen- und Darmprobleme
- Ältere Menschen
- Stillende Mütter
- Stress in Beruf und Privatleben
- Ungesunde Ernährung
- Drogen & Alkohol
- Regelmäßige Einnahme von Medikamenten

- Längere Krankheit
- Viel Sport
- Leichte Mangel-Symptome

Empfohlene tägliche Dosierung: **500 µg**

***

Hochdosiert:

Zweck: Zur Therapie von Krankheiten. Als Vitamin B12-Kur und Anfangstherapie zum Auffüllen der Körperspeicher

Profil:

- Bei starkem B12-Mangel mit Symptomen
- Bei Anämie
- Bei schweren Krankheiten

Empfohlene tägliche Dosierung: **1000 µg**

(Quelle: vitaminb12/dr.schweikart)

Hinweis: Bei einer **Selbstmedikation** sollten Sie vorher Ihren Arzt oder Apotheker miteinbeziehen.

Nachwort

Vitamin B12 zählt zu den essentiellen Vitaminen und wird häufig in seiner Bedeutung zur reibungslosen Funktion des menschlichen Körpers verkannt. Viele Menschen sind sich der Wichtigkeit des essentiellen Vitamins für sich und den eigenen Körper nicht bewusst.

Ein bestehender Mangel an Vitamin B12 hat mitunter schwere Krankheiten zur Folge und äußert sich zumeist in neurologisch, psychiatrisch oder hämatologisch geprägten Symptomen. Einige von ihnen werden sogar als irreparabel beschrieben. Aus diesem Grund ist es wichtig einen möglichen Mangel an Vitamin B12 rechtzeitig zu erkennen, dessen Ursache zu klären und abzustellen.

Während in den meisten Fällen eine Fehl- oder Mangelernährung für einen Vitamin B12-Mangel ursächlich sind, können auch andere Krankheiten oder Fehlfunktionen im menschlichen Körper ursächlichen sein und die Mangel begünstigen. Bestimmte Gendefekte, Alkoholismus sowie die regelmäßige Einnahme bestimmter Medikamente können ebenso zu einem Mangel an Vitamin B12 führen.

Mehrere von der Medizin zugelassene Testmethoden können den Mangel an Vitamin B12 bestimmen. Weiterhin lassen sich anhand weiterer Test Ursache und Wirkung klären. Mittels verschiedener, spezieller Therapiemethoden kann der Mangel an Vitamin B12 – auch dauerhaft – behoben werden.

Bleiben Sie gesund.

Ihr
Michael Iatroudakis

Quellen

Volkskrankheit Vitamin-B12-Mangel: Über die schwerwiegenden Folgen geringer Zufuhr, gestörter Aufnahme und Verwertung von Vitamin B12 von Thomas Klein

Dosierungsprofil:

http://www.vitaminb12.de/dosierung/

Judy McBride (2). B12 Deficiency May Be More Widespread Than Thought. Agricultural Research Service. United States Department of Agriculture. http://www.ars.usda.gov/is/pr/2000/000802.htm (Stand 05/2015)

http://www.vitaminb12.de

Deutsche Gesellschaft für Ernährung, Österreichische Gesellschaft für Ernährung, Schweizerische Gesellschaft für Ernährungsforschung, Schweizerische Vereinigung für Ernährung (Hrsg.) „Referenzwerte für die Nährstoffzufuhr" 1. Auflage, 5., korrigierter Nachdruck, DGE, Bonn 2013 http://www.dge.de/modules.php?name=Content&pa=showpage&pid=3&page=7

Mustafa Vakur Bor, Kristina M von Castel-Roberts, Gail PA Kauwell, Sally P Stabler, Robert H Allen, David R Maneval, Lynn B Bailey Ebba Nexo „Daily intake of 4 to 7 μg dietary vitamin B-12 is associated with steady concentrations of vitamin B-12–related biomarkers in a healthy young population" Am J Clin Nutr 2010 91: 3 571-577; First published online January 13, 2010. doi:10.3945/ajcn.2009.28082.

Über den Autor

Lizensierter Fitness-Trainer, Fitness-Lehrer, zertifizierter "MovNat" Trainer, Ausbildung zum Heilpraktiker, Autor, Solopreneur, Digitaler Nomade und Lebenskünstler... ;)

Bereits erschienen (Bücher / eBooks):

Die Matrix-Diät: „Abnehmen m. Körper, Geist & Seele"

Der Smoothie-Guide ...ein unterhaltsamer Ratgeber

Xylit „Das süße Wundermittel"
Der Paleo-Lifestyle: Steinzeitfitness im 21. Jahrhundert

Der Matcha Tee: Das grüne Wunder aus Japan

Das Kokosöl: Das Geheimnis äußerer Schönheit, stabiler Gesundheit und grenzenloser Energie

Die Steinzeit-Diät: In 28 Tagen zum Wohlfühlgewicht

Die Smoothie-Diät: Gesund und lecker abnehmen mit selbstgemachten Smoothies

Kolloidales Silber: Das natürliche Antibiotikum für Mensch, Tier und Pflanze

Moringa Baum: Mehr Gesundheit, mehr Energie und jünger aussehen mit dem Wunderbaum

Die Zistrose: Das Wunderkind unter den Heilpflanzen

Omega 3: Die wiederentdeckte Fettsäure gegen Herz-Kreislauferkrankungen, Alzheimer, Depressionen, Arthrose, ADHS und Entzündungen

4 SuperFoods: Matcha-Tee, Kokosöl, Moringa-Baum, Zistrose (Sammelband 1)

Vitamin D: Das Superhormon gegen Herz-Kreislauferkrankungen, Krebs, Depressionen, Grippe und mehr…

Projekt Diät: Artgerecht zum Wohlfühlgewicht / Sammelband

4 SuperFoods: Vitamin D, Wasser, Gerstengrassaft, Omega 3 (Sammelband 2)

Wasser: Das Lebenselixier für Gesundheit, Vitalität und Wohlbefinden

Das Vitamin K: Das vergessene Vitamin

Der Vitamin D & K Faktor: Der Rundumschutz für chronische Erkrankungen

Krafttraining: Kraft ist die bessere Medizin

Der Detox-Plan: Gesundheit, Lebensenergie und jünger aussehen durch natürliche Entgiftung

Zucker: Die (süße) tödliche Verführung [Fettleibigkeit, ADHS, Herz-Kreislauferkrankungen, Diabetes / WISSEN KOMPAKT]

Kokoswasser: Das Natürliche Elixier des Lebens (Anti-Aging, Entgiftung, Sport, Kokosnuss / WISSEN KOMPAKT)

Die Kokosnuss: Wunderfrucht von den Tropen (Sammelband)

10 Superfoods: Powerfoods für mehr Gesundheit, mehr Lebensenergie und natürliches Anti-Aging (Argan-Öl / Kurkuma / Baobab Affenbrotbaum / Chia Samen und mehr

Kakao: Die wundersame Heilkraft der Kakaobohne

Kokosöl: Das Wunder-Öl in der täglichen Praxis

10 Superfoods 2: Powerfoods für mehr Gesundheit, mehr Lebensenergie und natürliches Anti-Aging

10 Superfoods 3: Powerfoods für mehr Gesundheit

Chia-Samen: Wundersamen für mehr Gesundheit und Lebensenergie

Barfuß-Fitness: Wie unsere Füße unsere Gesundheit beeinflussen

Paleo 30: Mehr Wissen, mehr Erfolg (Steinzeiternährung)

Glutathion: Das Entgiftungs- und Anti-Aging Wunder

Die Kaizen-Diät: In kleinen Schritten zum Wohlfühlgewicht

Paleo Fast-Food: 33 Rezepte aus der Steinzeitküche

Paleo 30: Der ultimative Starter-Guide (Sammelband)

Vorsicht SITZEN: Die unterschätzte Gefahr

Ein gesunder Geist steckt in einem gesunden Körper **Band 1**

Ein gesunder Geist steckt in einem gesunden Körper **Band 2**

Avocado-Öl: Das wertvolle Pflanzenöl aus der Frucht der Avocado

Krill-Öl: Die neue Generation von Omega-3-Fettsäuren

Die Welt der Öle: Kokosnuss-Öl, Avocado-Öl & Krill-Öl (Sammelband)

DasTabata-Prinzip: 4-Minuten-Workout für maximale Fitness

10.000 Schritte zum Wohlfühlgewicht: Schritt für Schritt erfolgreich abnehmen

Life Hacks "GESUNDHEIT": 20 präventive Anwendungen für Körper, Geist & Seele

Kurkuma: Das Wundergewürz mit Heilwirkung

OPC: Jung bleiben und alt werden mit dem antioxidativen Wirkstoff aus dem Traubenkern

Camu Camu: Die Vitamin C-reiche Powerfrucht aus den Tropen

MSM: Natürlicher Schwefel gegen chronische Erkrankungen

Vitamin C "Hochdosiert": Das unterschätzte Vitamin in der Ernährungslehre

BIG3: Vemeide diese 3 angeblich gesunden Lebensmittel

Superfoods "Regional": Powerfoods direkt vor unserer Haustür

L-Carnosin: Die geheimnisvolle Aminosäure für ein langes und gesundes Leben

Homepage:

www.meine-superfoods.com

www.my-kindle-ebooks.de

www.smoothie-guide.de

www.xylit-xylitol.com

www.der-paleo-lifestyle.de

Der "STEINZEIT-DIÄT" Online-Kurs:

www.steinzeit-paleo-diaet.de

Ich gebe Ihnen eine Garantie

Mir ist es sehr wichtig, dass Sie aus diesem Buch den größtmöglichen Nutzen ziehen. Sollten Sie dennoch enttäuscht sein und Sie keinerlei Nutzen verzeichnen könnten, dann schreiben Sie mir eine E-Mail und ich erstatte Ihnen ohne Wenn und Aber den Kaufpreis zurück.

In dieser Hinsicht vertraue ich Ihnen als ehrlichem Menschen.

Bitte um ein Feedback

Eine persönliche Bitte:

- Sollte irgendetwas in diesem Buch nicht stimmen.
- Sollte eine Behauptung nicht richtig sein.
- Haben Sie einen Abschnitt/oder ein Kapitel nicht verstanden?
- Haben Sie sich über einen Satz/einen Abschnitt aufgeregt?
- Habe ich irgendwo undeutliche Formulierungen benutzt?

Und ergänzend alles andere…

Dann nehmen Sie mit mir Kontakt auf:

info@my-kindle-ebooks.de

Dieser Weg ist mir lieber, als wenn der Leser dieses Buch mit negativen Gefühlen beschließt.

Rechtliches

Der Autor übernimmt keine juristische Verantwortung und keinerlei Haftung für Schäden, die aus der Benutzung dieses E-Books / Buch entstehen. Außerdem ist der Autor nicht verpflichtet, Folge- oder mittelbare Schäden zu ersetzen. Gewerbliche Kennzeichen- und Schutzrechte bleiben von diesem Titel unberührt.

Das Werk ist einschließlich aller Teile urheberrechtlich geschützt. Das vorliegende Werk dient nur dem privaten Gebrauch. Alle Rechte, auch die der Übersetzung, des Nachdrucks und der Vervielfältigung dieses Titels oder von Teilen daraus, verbleiben beim Autor.

Ohne die schriftliche Einwilligung des Autors darf kein Teil dieses Dokumentes in irgendeiner Form oder auf irgendeine elektronische oder mechanische Weise für irgendeinen Zweck vervielfältigt werden.

Haftungsausschluss/Disclaimer

Der Besuch unserer Seiten kann nicht den Arzt ersetzen. Suchen Sie bei unklaren oder heftigen Beschwerden unbedingt einen Arzt auf! Die Informationen auf unseren Seiten sind vom Autor und Verlag sorgfältig recherchiert und zusammengestellt worden.

Dennoch kann keine Garantie übernommen werden. Die hier dargestellten Informationen dienen nicht Diagnosezwecken oder als Therapieempfehlung. Eine Haftung des Autors und Verlages für Personen-, Sach- und Vermögensschäden durch die Gesundheitstipps und Rezepte auf unseren Seiten wird ausgeschlossen.

Herausgeber:

Michael Iatroudakis
Drewitzer Str. 1
14478 Potsdam
Tel.: Auf Anfrage

Email: info@my-kindle-ebooks.de